REPONSE

DE M. AUBERT,

DOCTEUR

EN MÉDECINE,

AUX ÉCRITS

DE M. NAVIER.

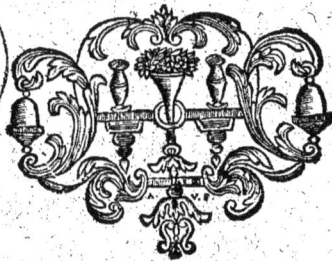

A CHAALONS,

Chez la Veuve de NICOLAS REGNAULD, Imprimeur-
Libraire, dans la Grande ruë.

M. DCC. LI.
AVEC PERMISSION.

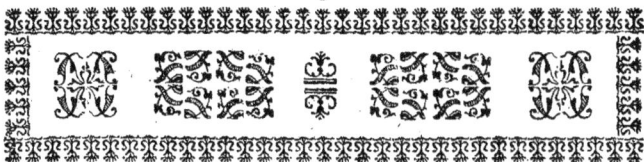

LETTRE

A M***

DOCTEUR EN MÉDECINE;

Pour fervir de Réponfe à un Ecrit daté du 2. Juillet 1751. figné NAVIER.

Semper ego auditor tantùm nunquamne reponam
Vexatus toties verbis fcriptifque Naveri.

Juv. Sat. I.

Fatigué tant de fois par les difcours & les Ecrits du fieur NAVIER, refterai-je toujours dans le filence, fans avoir jamais la liberté de répliquer ?

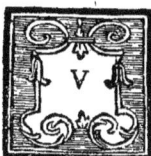

VOUS avez fans doute été furpris, MONSIEUR, de ne voir paroître aucune Réponfe aux fréquens Ecrits du fieur N. Les reproches fanglants que j'ai effuiés de fa part, les difcours injurieux qu'il a tenu fur mon compte dans toutes les maifons où il a eu accès, enfin les défits orgueïlleux qu'il m'a faits à voix haute & menaçante ; tous ces differens motifs étoient, je l'avouë, bien capables de m'échauffer la bile, & de me mettre la plume à la main ; mais la crainte de paffer dans le premier feu les bornes d'une deffenfe légitime, & les ordres de Perfonnes refpectables aufquelles j'obéirai toujours, m'ont arrêté jufqu'ici : d'ailleurs le mépris que le Public a marqué des deux premieres Lettres, (l'une adreffée à M^{de}. de V. l'autre à un Médecin en date du 21 Avril,) a fuffifamment puni leur Auteur : *Contemni eft graviùs ftultitiæ, quam percuti.* Une critique eft un titre glorieux, une marque d'honneur

* P. Syr.

A

qu'on lui a refufé , & tous fes Exemplaires ,

* Boileau , *Art.*
Poët.

  * N'ont fait de chez Bouchard qu'un faut chez l'Epicier.

Ils y étoient bien , & je les y aurois laiffé pour envelober fa Poudre Thermale, fi l'Auteur peu content de fes premiers fuc- cès , n'eût employé une main plus habile que la fienne pour me porter des coups qui méritent d'être repouffés. C'eft de la Lettre du 2 Juillet dont je veux parler.

Je commence par affurer mon Adverfaire que je lui fçai bon gré d'avoir choifi un fi bon Avocat : je ferois fâché de n'être redevable de la victoire qu'à la honte de mon Rival. Car

* Corneille, *Cid.*

  * A vaincre fans péril , l'on triomphe fans gloire. (*a*)

Je ne ferai pas dans ce cas avec l'Inconnu qu'on m'opofe , c'eft un ennemi qui n'eft point à méprifer. Il m'attaque avec vivacité , & fe défend avec beaucoup d'art. C'eft dommage qu'il foutienne une mauvaife caufe , & qu'il ne faffe pas un meilleur ufage de fon efprit & de fes talens. Il a été affurément mal confeillé , car de quelqu'état qu'il foit , & quelque place qu'il occupe , qui pourra l'approuver d'être entré dans notre querelle , pour l'aigrir davantage , & non pas pour tâcher de l'affoupir ? Mais le fieur N. y perd encore plus. Voici qui va achever de le décrier dans la République des Lettres dans laquelle il n'occupoit déja pas un rang bien diftingué. On ne lui reprochoit cy-devant que d'avoir une démangeaifon d'écrire infupportable , & d'être un très-mauvais Ecrivain. Aujourd'hui on l'accufe d'avoir voulu en impofer au Public , en s'appropriant l'Ouvrage d'autrui , & s'en attribuant la gloire. (*b*) On le com-

* Phed. *lib.* 1.
Fab. iij.

pare au Geai de la fable, qui enflé d'un vain orgueil ;* *tumens inani fuperbiâ* , ofé fe parer des plumes du paon. (Comme le Savetier devenu Médecin ,) il peut bien en faire accroire à

* Id. Fab. xj
* Idem.

ceux dont il n'eft pas connu , * *ignotos fallit* , mais il fert de raillerie à ceux qui le connoiffent , * *notis eft derifui.* C'eft inutilement qu'il proteftera par l'organe de fes amis que cette Lettre eft fon ouvrage. Je lui répondrai avec un ancien Poëte que cela eft bon à dire à quelque imbécile , & que je le con- nois trop bien. (*c*) Ne lui avons-nous pas entendu lire à l'Hô- tel de Ville fon fameux Difcours , foi difant Académique , fur la Maladie des Beftiaux ? Ses Lettres , tant manufcrites qu'im-

---

(*a*) *Non eft gloriofa victoria , nifi ubi laboriofa fuerint certamina.* Amb. de off.
(*b*) *Tantus amor laudum , tantæ eft victoria curæ.* Virg. Æneid.
(*c*) *Ad populum Phaleras , ego te intùs & in cute novi.* Perf. Sat. iij.

primées, dont il a foin de faire diftribuer *gratis* quantité d'exemplaires, ne font-elles pas autant de témoins muets, mais irre-
prochables, qui le décélent ? ✳ A l'œuvre on connoît l'ouvrier ;
elles nous ferviront de piéces de comparaifon, à l'aide def-
quelles il fera toujours facile de décider. Une nommée la Fo-
reft, fervante de Moliere, favoit diftinguer les Piéces que fon
Maître avoit compofées, ✳ de celles d'un autre Poëte, & ne fe
trompoit point. Qui donc pourra ne pas reconnoître le Sieur
N. dans la Lettre du 21. Avril à fon ftile plat & barbare, à
fes phrafes louches, à fes tours alembiqués, à fes faux raifonnemens, &c ? Le plus zélé de fes partifans pourra-t'il foutenir,
fans faire tort à fon jugement, que la Lettre du 2. Juillet eft
frapée au même coin ? Quelle difference ! Le ftile en eft affez
pur & élégant ; on y trouve des expreffions & des figures re-
cherchées, des citations d'Horace que le Sieur Navier n'a jamais lû, des manieres, des tours qui fentent l'étude & qu'il n'a
jamais connus. N'en déplaife à notre Anonime, il a mal fait
de le prendre fur un fi haut ton : il falloit parler en Navier, &
non pas faire parler Navier en Orateur. De bonne foi eft-ce là
bien obferver les caracteres ? Comment ne s'eft-il pas rapellé
ce que dit Horace ? Qu'il y a une grande difference entre le
difcours d'un Valet & celui d'un Heros, (*d*) & qu'on fe fait
mocquer de tout le monde quand on ne fait pas parler fon Ac-
teur felon fon état & fa condition. (*e*)

Mais c'eft infifter affez long-tems fur un fait qui ne peut
être contefté. Tâchons de nous défendre contre cet Anonime,
qui a eu la noble ambition de combattre fous les glorieux dra-
peaux du Sieur Navier.

Voici l'état de la queftion qu'il eft néceffaire d'établir avant
d'entrer en matiere.

Notre Soufcripteur, dans fa Let. du 21. Avril *p. 1.* à la note *c.*
donne, à fa maniere, une définition du péritoine, & dit que
c'eft une membrane qui envelope immédiatement les inteftins. Et
moi j'ai foutenu, & je foutiens encore que cette définition n'eft
pas jufte, & que le péritoine n'envelope pas immédiatement
les inteftins. Voilà M. toute la critique que j'ai faite de ce fameux Écrit ; c'eft là tout mon crime. C'eft cette obfervation

*✳ Opus artificem
probat.* Phed. lib.
3. Fab. xj.

*✳ Anecdotes lit-
teraires, tom. 1.*

(*d*) *Intererit multùm Davufne loquatur an heros.* Hor. Art. Poet.
(*e*) *Si dicentis erunt fortunis abfona dicta
Romani tollent equites peditefque Cachinnum,* Idem.

A iij

simple qui a mérité la colere du Sr. Navier, & qui m'a attiré les reproches indécens qu'on m'a faits dans la lettre du 2. Juillet.

Par ce fidele expofé, il eft aifé de conclure que l'Auteur à dû prouver ces deux propofitions. 1°. Que fa définition du péritoine eft exacte. 2°. Que le péritoine envelope immédiatement les inteftins.

Et moi, pour me juftifier, je fuis dans la néceffité de démontrer la vérité des deux propofitious contradictoires.

Pour obferver quelqu'ordre, comme l'exige tout Écrit Polemique, je commencerai par établir la juftice de ma caufe, tant par raifonnemens que par autorités. En fecond lieu, j'examinerai les raifons qu'allegue contre moi mon adverfaire, & tâcherai de les détruire. 3°. Je ferai quelques refléxions fur la Lettre du 2. Juillet, & enfin fur celle du 21. Avril. Le Lecteur fenfé décidera lequel des deux fe fera le mieux acquité de fes obligations.

PREMIERE PROPOSITION.

La définition que donne le Sr. Nav. du péritoine n'eft pas jufte.

CE mot *définition*, fignifie en Philofophie une explication de la nature d'une chofe *univerfa rei explicatio*, ou des termes néceffaires pour l'entendre. Il y a trois chofes néceffaires à une bonne définition. Il faut, fuivant Mrs. de Port-Royal, qu'elle foit univerfelle, *univerfa*, qu'elle foit propre & qu'elle foit claire, enforte qu'elle donne une idée affez nette & affez diftincte de la chofe pour expliquer fes proprietés. C'eft fans doute dans cette intention que le Sr Navier a donné à la note *c.* la définition du péritoine. Or la définition en queftion n'a aucune de ces qualités; il fuffiroit pour être vicieufe qu'elle manquât de l'une des trois, nous aurons donc une victoire complette.

1° Elle n'eft point univerfelle, *univerfa*, c'eft-à-dire, qu'elle ne convient point à tout le défini, *non convenit omni*. Ce qui eft, felon Mrs. de Port-Royal, le plus grand vice que puiffe avoir une définition; elle nous apprend bien que le péritoine envelope les inteftins, (c'eft-àdire les boyaux.) Mais ce n'eft pas affez, elle devoit nous apprendre auffi qu'il envelope l'eftomach, le foye, le pancreas; le mezenterre, la rate & tous les vifceres du bas ventre; parce que effectivement il les envelope tous également. Cette définition n'explique donc pas toutes les proprietés du péritoine; elle n'eft donc pas univerfelle , *non convenit omni* ; elle a donc le plus grand vice que puiſſe avoir une définition ; j'ai donc eu raiſon d'avancer & de ſoutenir qu'elle n'eſt pas juſte.

Rendons la choſe plus ſenſible par un exemple qui vaudra une démonſtration. Si je voulois définir la France , & que je me contentaſſe de dire que c'eſt un Royaume de l'Europe qui contient les Provinces de Bretagne & de Normandie , on ne manqueroit pas de s'écrier que ma définition ne vaut rien ; & on feroit bien fondé ; parce qu'outre la Bretagne & la Normandie , la France comprend encore la Champagne, la Bourgogne & tant d'autres Provinces qui font également partie de ce beau Royaume : ce que ma définition doit expliquer. Il eſt cependant inconteſtable que la Bretagne & la Normandie ſont contenuës dans le Royaume de France ; mais comme elles n'en ſont qu'une partie, ma définition préſente à l'eſprit une fauſſe idée de ce Royaume en le bornant à ces deux ſeules Provinces. Il eſt facile d'en faire l'application à la définition du Sr N . . . . J'ai donc raiſon de ſoutenir qu'elle n'eſt pas univerſelle, & parconſéquent qu'elle n'eſt pas juſte.

2°. Elle n'eſt pas claire, elle ne donne pas une idée aſſez nette & diſtinéte de la choſe pour expliquer ſes propriétés. En effet, comme nous l'avons démontré, elle n'en explique qu'une partie. D'ailleurs l'idée qu'elle préſente eſt fauſſe ; car par cette enveloppe immédiate des inteſtins , nous entendons la tunique externe de ces mêmes inteſtins qui les ſuit dans toute leur circonference, dans toute leur longueur, dans toutes leurs circonvolutions , & qui même fait partie de ces mêmes inteſtins. C'eſt cependant du grand ſac commun dans lequel ſont contenus tous les viſceres du bas ventre que le Sr. Navier entend parler, & dont il donne la définition : cette définition n'eſt donc pas claire & nette. J'ai donc raiſon de ſoutenir qu'elle n'eſt pas juſte.

Si je ne raiſonne pas mieux ſur cette matiere , le Sr. Navier eſt indulgent, il aura la bonté de me pardonner : on exige peu d'un aprentif. Dans cette confiance je continuerai.

3°. La définition du Sr. Navier eſt eſſentiellement différente de celles que donnent du péritoine tous les Diétionnaires & tous les Auteurs, qui, depuis pluſieurs ſiécles, ont écrit ſur cette matiere. Dira-t'on que tant d'habiles Maîtres ſe ſont trompés , ou plûtôt n'en doit-on pas conclure que la définition du Sieur Navier n'eſt pas juſte?

Qu'il ouvre tous les Auteurs Grecs, Latins & François ;

mais je me trompe , il n'a de commerce qu'avec ces derniers.
Qu'il ouvre donc tous les Livres François qui ont parlé du
péritoine , il verra que c'est une membrane qui envelope également le foye , l'estomach , le pancreas, la rate, les intestins ,
le mezentere & tous les visceres du bas ventre , & non pas ,
comme il le dit , simplement les intestins. Dans Trevoux *pag.*
731. Dans le Dictionnaire universel de Médecine , dans
celui de l'Académie & des Arts , dans Furetieres , dans
M. Winslou ; enfin dans l'anatomie d'Heister *pag.* 101. il
verra que le péritoine revet intérieurement tout l'abdomen ,
qu'il envelope entiérement le ventricule ou l'estomach , les
intestins , le mezentere , l'epiploon , le foye , la rate, le pancreas , &c. & non pas , comme il le dit , simplement les intestins. Il doit donc demeurer pour constant que la définition
du Sieur N. n'est pas juste ; il faut malgré son amour propre
qu'il en convienne , ou qu'il se refuse à l'évidence.

SECONDE PROPOSITION.

Que le péritoine n'envelope pas immédiatement les intestins.

IL faut ignorer absolument ce que signifie ce mot *immédiatement* , ou n'avoir nulle connoissance de la situation du péritoine , ni de son raport avec les intestins , pour avancer que
le péritoine les envelope immédiatement ; cela étoit reservé à
notre Logicien de nouvelle fabrique. En effet, immédiatement ,
en latin *proximè* , veut dire tout de suite , *sans aucune* interpo-
sition , sans moyen , *nullo mediante alio corpore.* Or ce n'est pas
là la maniere dont le péritoine envelope les intestins , puisqu'entre lui & les intestins on trouve un corps intermédiaire qu'on
appelle en grec Ἐπιπλόον , en latin *omentum* , en françois *la
toilette.*

De l'étimologie de ces mots tirons une preuve qui nous soit
favorable , je veux dire que l'epiploon est un corps intermediaire , ou situé entre le péritoine & les intestins. Ἐπιπλόον est
un mot grec dérivé de Ἐπι, SUR, & de πλεω *je flotte.* On a donné ce nom à la membrane en question , parce qu'elle flotte SUR
les intestins.

Les Latins lui ont donné le nom d'*omentum* , quasi *operimen-
tum* , qui signifie couverture , envelope , parce qu'effectivement
cette membrane sert comme de couverture & d'envelope aux
intestins. Le péritoine ne les envelope donc pas immédiatement.

Dans Boudot , *omentum* fignifie coëffe ou tunique graffe qui envelope les inteftins. Nous avons vû que le péritoine envelope l'epiploon , il ne peut donc pas enveloper immédiatement les inteftins.

Toilette , en françois, fignifie une toile qui envelope , ou qu'on étend fur quelque chofe ; on a donné ce nom à la membrane en queftion , parce qu'elle envelope les inteftins , ou parce qu'elle eft étenduë fur ces mêmes inteftins ; la définition qu'en donne notre adverfaire ne lui eft pas plus favorable. Il dit que c'eft une tunique graiffeufe qui flotte Sur les inteftins ; or, tunique en termes d'anatomie, fuivant Trevoux , fe dit des peaux ou membranes qui envelopent les vaiffeaux , & diverfes autres parties du corps. L'epiploon fert donc d'envelope aux inteftins ; c'eft au moins un corps intermediaire entr'eux & le péritoine : ce dernier ne peut donc pas les enveloper immédiatement.

Tout ce que je viens de dire de la pofition de l'epiploon , & de fon raport avec le péritoine & les inteftins, eft heureufement confirmé par tous les Dictionnaires & tous les Auteurs Anatomiques qu'on voudra confulter. Ils décident tous unaniment que l'epiploon eft Sous le péritoine , & immédiatement Sur les inteftins.

Dans Trevoux, c'eft une membrane graiffeufe qui nage Sur les boyaux , & qui va même dans leurs finuofités.

Dans le Dictionnaire Univerfel de Médecine , l'epiploon eft étendu Sur les inteftins . . . . Souvent il defcend dans l'aine & dans les bourfes , & occafionne *ces defcentes* qu'on nomme de fon nom epiplocéles. Le péritoine ne peut donc pas enveloper immédiatement les inteftins ?

Dans Heifter *pag.* 105. Dans l'anatomie du corps humain *pag.* 203. l'epiploon ou coëffe qui eft Sous le péritoine eft une peau fort délicate ; il s'étend Sur les boyaux , & dans leurs finuofités mêmes ; & à la *pag.* 206. fes ufages font 1°. De couvrir le fond du ventricule & les inteftins : le péritoine ne les envelope donc pas immédiatement ?

Dans la Chirurgie complette de M. le Clerc *pag.* 114. il eft dit expreffément : Le crêpe graiffeux qui eft *immédiatement* Sous le péritoine , fe nomme epiploon , il flotte Sur les inteftins.

Que le Sieur Navier affemble fon confeil , qu'il mette tant qu'il voudra fon efprit à la torture * *fæcundum concutiat pectus* , * Virg. pourra-t'il jamais faire accorder fa mauvaife définition avec ce que dit ici M. le Clerc ? L'un dit pofitivement que c'eft l'epiploon qui eſt *immédiatement* Sous le péritoine ; l'autre, que ce péritoine envelope *immédiatement* les inteſtins ; ces deux propoſitions ne peuvent pas être vraies ; il n'y a pas de milieu, l'un ou l'autre s'eſt trompé. A moins donc qu'il ne ferme les yeux à la lumiere, ou que chez lui le *flambeau de l'anatomie* n'ait éteint celui de la raiſon, il avouëra que le péritoine n'envelope pas immédiatement les inteſtins. Il avouëra que ſa définition ne vaut rien ; enfin il avouera que ſes connoiſſances en anatomie ſont bien bornées, puiſqu'il n'en eſt encore qu'aux définitions.

Pour ſuplément de preuves, je préſenterai aux plus incrédules une Piéce victorieuſe, à laquelle on ne peut rien oppoſer. C'eſt un certificat de deux habiles Profeſſeurs d'anatomie dans l'une des plus fameuſes Facultés de Médecine de l'Europe. On leur a demandé ſimplement ce qu'ils penſoient de la définition du Sieur Navier. Ils ont répondu ſans detour, & ſans aucune eſpèce d'équivoque, que cette définition n'étoit pas juſte, & qu'elle étoit capable de donner de très-fauſſes idées du péritoine.

Voici leur Certificat.

Nous ſouſſignés Docteurs en Médecine & Démonſtrateurs d'Anatomie, après avoir lû la définition ſuivante du péritoine. *Le péritoine eſt une membrane qui envelope immédiatement les inteſtins*, avons trouvé qu'elle n'étoit pas juſte, & qu'elle pourroit donner de très-fauſſes idées de cette membrane ; qui après avoir tapiſſé tout l'intérieur du bas ventre, ſe plie & ſe replie pour fournir à tous les viſceres contenus dans cette cavité leur tunique extérieure ; ce qui n'eſt pas plus particulier aux inteſtins qu'au foye, à la rate, &c. Au ſurplus, le péritoine forme le mezentere, les ligamens du foye & toutes les avances membraneuſes au nombre deſquelles on peut compter l'epiploon, quoique graiſſeux, qui ſe trouve dans l'abdomen, & par ſon tiſſu folliculeux il produit des allongemens extérieurs qui accompagnent, hors la cavité du bas ventre, les vaiſſeaux ſpermatiques, les artères crurales, les ligamens ronds ; par-là l'on voit que le péritoine n'eſt pas ſimplement une membrane qui envelope immédiatement les inteſtins. A Montpellier le 20. Août 1751.

Signés, PESTRE. D. M. D. DAN. & TIOCH, Docteur en Médecine, Démonſtrateur d'Anatomie, Médecin de la Miſéricorde, aſſocié à la Société Royale des Sciences de Montpéllier.

POUR

POUR ne laiffer aucunes ressources à notre adversaire, pouffons-le jufqués dans fes retranchemens, & tournons contre lui fes propres armes.

Je n'aurai pas de peine à combattre les preuves qu'il apporte pour foutenir fa définition. Il fe contente de dire fierement, *pag. 5. ligne 7.* qu'*elle eft exacte, & que je me fuis trompé.* Quoi donc : fes paroles font-elles des oracles ? Une fimple affertion de fa part vaudra-t'elle pour nous une démonftration Géométrique ? S'il trouvoit fa définition fi jufte, pourquoi la changer dans fa Lettre du 2. Juillet ? Pourquoi toutes les fois qu'il dit que le péritoine envelope les inteftins a-t'il grand foin d'ajoûter ces termes, ✱ *& tous les vifceres du bas ventre ?* C'eft reconnoître que ces termes étoient effentiels ; c'eft avouër tacitement que fa définition n'étoit pas jufte.

Pag. 2. lig. 11. 19. 27. pag. 3. lig. 8. &c.

Voyons s'il fera plus heureux pour la feconde Propofition.
. . . . *Que le péritoine envelope immédiatement les inteftins.*

Qui a jamais mis en doute, dit-il, *fi le péritoine envelope immédiatement les inteftins ? Par quel efpèce de prodige ne fera-t'il plus vrai que,* &c ? *Dans quelle École a-t-on donc appris cette doctrine ?*

Pag. 2. lig. 11. & fuivantes.

A ces interrogations fieres & orgüeilleufes, ne diroit-on pas que notre antagonifte eft affuré de la victoire ? Il commence par infulter à fon ennemi avant d'avoir combattu ; mais ce font des fanfaronades qui ne méritent que du mépris : ✱ *Ridenda imbecillorum fuperbiloquentia.* Ce ne font que des mots & de vaines paroles qui ne prouvent rien.

* Phæd. Liv. 3. Fab. 5.

Sunt verba & voces præterèaque nihil :
Pour en faire fentir le ridicule, je vais m'en fervir contre lui.

Qui a jamais mis en doute fi le péritoine envelope immédiatement les inteftins ? Par quelle efpèce de prodige ne fera-t'il plus vrai que l'epiploon eft fitué Sous le péritoine & Sur les inteftins ? Dans quelle boutique a-t'on donc apris cette doctrine ?

Il n'eft point de propofition, quelque abfurde qu'elle foit, qu'on ne puiffe foutenir ou combattre avec de femblables raifonnemens.

La preuve qu'il tire de l'étimologie du péritoine n'eft pas plus concluante : parce que fon nom vient d'un mot grec qui fignifie tendu au-tour ; on en concluë qu'il envelope immédiament les inteftins. Mais ce n'eft pas au-tour des inteftins qu'il eft tendu, c'eft au-tour de tous les vifceres du bas ventre ; il

Pag. 2. lig. 24.

B

falloit donc conclure qu'il envelope tous les viſceres, & non pas ſimplement les inteſtins. . . Avec ce raiſonnement, nous aurions deux envelopes immédiates, le péritoine & l'epiploon; car nous avons démontré que l'epiploon eſt étendu ſur les inteſtins : ſelon lui, l'épiploon les enveloperoit auſſi immédiatement.

* Pag. 2. lig. 31.
& ſuivantes.

L'argument qui ſuit, ✳ pour être plus ſpécieux, n'en eſt pas plus ſolide. La longue & inutile deſcription que l'anonime, d'après les Anatomiſtes, nous donne de l'epiploon, du péritoine & de toutes ſes productions, n'eſt capable que de multi- plier les idées du Lecteur, & de diminuer ſon attention à l'ob- jet principal ; tout ce qu'il dit ſe peut réduire à ceci. *Du péri- toine parvenu ſur le corps des vertebres, ſe forme un prolonge- ment tranſverſal ; de ce prolongement eſt formé* (car il ne faut pas dire va gagner) *le mezentere qui fournit enſuite aux inteſtins leur tunique extérieure.* De-là, il conclut : *donc le péritoine en- velope immédiatement les inteſtins.*

Mais cette tunique extérieure, ou cette duplicature mem- braneuſe, ſe nomme-t'elle péritoine ? Ne fait-elle pas elle- même partie des inteſtins, comme nous l'avons déja remarqué? Ne vient-elle pas du mezentere, qui déja ne s'appelle plus pé- ritoine parce qu'il en eſt réellement diſtingué, & qu'il a ſon nom, ſa ſtructure, ſa ſituation, ſa figure & ſes uſages particuliers?

Donne-t'on le nom de la plévre, ou de la dure-mere, à toutes les productions de ces deux membranes ? Quoique le mediaſtin ſoit, ſuivant les Anatomiſtes, une production, un prolonge- ment de la plévre, quelqu'un s'eſt-il jamais aviſé de dire que la plévre eſt une membrane qui partage longitudinalement la poi- trine en deux parties, & qui ſepare les poulmons l'un de l'au- tre ? Cette définition convient au ſeul mediaſtin, qui a ſon nom, ſa ſtructure & ſes uſages particuliers, ainſi que la plévre a les ſiens. De même encore, quoique le pericrane ſoit, ſui- vant les mêmes Anatomiſtes, un prolongement, une produc- tion de la dure-mere, ſeroit-on bien reçu à dire que la dure- mere eſt une membrane qui couvre & envelope immédiatement le crane par dehors ? Cette définition ſeroit abſurde, & ne convient qu'au pericrane, qui a, ainſi que la dure-mere, ſon nom & ſes uſages particuliers.

On ne donne donc le nom de péritoine qu'à ce grand ſac commun qui renferme tous les viſceres du bas ventre : toutes les tuniques particulieres ou membranes qui ſervent d'envelope au foye, à l'eſtomach, aux inteſtins, au pancreas, quoiqu'il ait plû aux Anatomiſtes de dire quelles ſont des productions du péritoine, ne ſont point le péritoine, & ne s'appellent point péritoine ; elles ont leurs noms particuliers ; autrement, les Anatomiſtes, pour ſe faire entendre, ſeroient à chaque inſtant dans l'obligation de ſe ſervir de définitions, ou d'ennuyeuſes circonlocutions.

Enfin notre Antagoniſte, *pag.* 4. *ligne* 8. veut prouver que l'epiploon, quoiqu'étendu SUR les inteſtins, n'empêche pas que le péritoine ne les envelope immédiatement : voici comme il s'y prend. *Il ſeroit auſſi abſurde de prétendre que le grand epiploon empêcheroit le péritoine d'enveloper immédiatement les inteſtins, qu'il le ſeroit de penſer que pluſieurs portions adipeuſes, &c. permettroient de dire que le péritoine ne les envelope pas immédiatement :* donc, &c. Voilà du beau, du merveilleux ! je ſerois tenté de dire au Souſcripteur que c'eſt là de ſa façon. ✶ *Euge tuum & Belle !* Voilà de quelle force ſont ordinairement ſes démonſtrations. Sans doute que ſon Profeſſeur de Logique n'étoit pas auſſi habile que ſon Maître d'Anatomie. Quoi donc, parce qu'un morceau de toile de deux ou trois pouces ne pourra couvrir un corps de deux pieds de ſurface, on en concluera qu'une toile de demie aune ne pourra le couvrir ? Ou parce que ma bourſe ne pourra pas contenir cent écus, il ſeroit abſurde de dire qu'un ſac puiſſe les contenir ? On ſent aſſez de quel côté eſt l'abſurdité ; en effet ce grand epiploon couvre totalement les boyaux dans pluſieurs ſujets, comme le raporte l'Auteur du Traité des Hernies, *tom.* 1. *pag.* 10. Suivant Bornet & Riviere, il prend quelquefois une conſiſtance charnuë, & de l'épaiſſeur de quatre travers de doigts.

M. Mongin aſſure que dans d'autres ſujets il devient tout-à-fait oſſeux & pierreux.

Enfin, Hoſtius prouve qu'il peut aller juſqu'à la péſanteur de 56. livres.

Juſqu'ici, MONSIEUR, les raiſons de mon adverſaire n'ont pas dû vous convaincre. Voyons ſi les autorités dont il s'appuye, & le certificat ſur lequel il fonde ſon triomphe, auront un meilleur ſuccès. *Qu'il conſulte,* dit-il, pag. 4. lig. 23. *le Lexicon Blancardi, il y apprendra que le péritoine eſt deſtiné à enveloper les inteſtins.* Voici les propres termes de Blanchart, *pag.* 4. *à la note* B. *Peritonæum eſt membrana quæ totum abdomen interius, ejuſque viſcera exterius circumveſtit.* Où donc Blanchart parle-t'il des inteſtins ? Où dit-il que le péritoine eſt deſtiné

✶ *Perſ.*

a les enveloper ? *Viscera* ne fignifie point les boyaux, il fignifie les vifceres ; & voici comme il falloit-traduire ce paffage de Blanchart. Le péritoine eft une membrane qui revêt intérieurement tout le bas ventre , & qui envelope ou enferme intérieurement les vifceres de cette partie. Eft-ce ignorance de la part du Soufcripteur ? Eft-ce infidélité de la part de l'Anonime ? Eft-ce témérité de la part de l'un & de l'autre ? Quoiqu'il en foit , ils méritent tous deux l'indignation du Lecteur qu'ils ont voulu tromper. Cette définition de Blanchart eft univerfelle , & entiérement femblable à celles de tous les Auteurs que j'ai cités pour foutenir mon fentiment.

L'Auteur du Traité des Hernies dit la même chofe ; il ne parle point des inteftins , il dit feulement que c'eft un fac commun qui renferme immédiatement toutes les parties contenuës dans le ventre. Le péritoine peut enveloper immédiatement tous les vifceres du bas ventre en général , pris tous enfemble , *collective*. Mais il ne les envelope pas immédiatement pris tous féparément & en particulier , *diftributive*. Ainfi on ne dira jamais que le péritoine eft une membrane qui envelope immédiatement le pancreas pofé derrière le ventricule , non plus que les inteftins fitués Sous l'epiploon ; un exemple prouvera mieux que le raifonnement. Si dans ma bourfe j'avois vingt écus & un Loüis d'or mis dans du papier & pofé entre les écus, on diroit bien que ma bourfe envelope immédiatement tout mon argent ; cependant on n'en pourroit pas conclure qu'elle envelope immédiatement mon loüis d'or.

Quel rôle vient joüer enfuite le certificat de M. Heriffant ? Quoique totalement inutile ici , on nous l'oppofe comme une piéce qui doit affurer la victoire à notre antagonifte. Mais decide-t-il la queftion ? Dit-il un mot de la définition du 21. Avril. Pour peu qu'on le life avec attention, on verra qu'il répete mot à mot ce que l'Auteur de la Lettre du 2. Juillet y dit de l'epiploon, du péritoine & de fes productions. Dans le certificat on lit 1°. *Que lorfque le fac du péritoine , &c. Et dans la Lettre du 2. Juillet* pag. 2. lig. 33. & fuivantes, on lit la même chofe.

2°. *Le péritoine en embraffant , &c.* dans la Lettre pag. 3. ligne 9. & 10. on lit la même chofe.

3° *Que l'epiploon eft un réfeau adipeux, &c. Et dans la Lettre* pag. 3. lig. 37. & fuivantes, on lit la même chofe.

M. Heriffant certifie feulement que ces propofitions de la Lettre du 2. Juillet font conformes à ce que les Anatomiftes

admettent fur cette matiere ; perfonne ne l'a difputé , puifque
la Lettre n'étoit pas encore écrite. Il falloit décider fi la définition du 21. Avril eft jufte ou non, & fi le grand fac commun
appellé péritoine , dont le Sieur Navier a donné la définition,
envelope immédiatement les inteftins. Il eft hors de doute, ou
que le Sieur Navier fentant fa caufe mauvaife, a propofé infi-
délement la queftion , ou que M. Heriffant, voulant fervir fon
ami , a éludé la difficulté. Il ne s'agit pas de favoir fi le péritoine embraffe les inteftins par une duplicature membraneufe ;
j'ai déja répondu au Sieur Navier que cette duplicature membraneufe , ce prolongement , cette tunique externe ou cette
production , (comme on voudra l'appeller,) n'eft pas le péritoine , ne s'appelle pas péritoine , n'eft point ce fac commun dont il donne la définition dans fa Lettre du vingt-un
Avril. Les principes , les caufes font diftinguées réellement
de leurs effets , les *produifans* de leurs produits. Les racines font une production de la femence ; le tronc des racines ;
les branches du tronc, & les feüilles des branches ; cependant il
feroit abfurde d'avancer que la femence & les feüilles font une
même chofe, qu'elles ne font pas diftinguées réellement entre
elles , & qu'elles n'ont pas leurs propriétés , leurs ufages &
leurs noms particuliers.

Ne pourroit-on pas encore révoquer en doute l'exiftence
réelle de ces productions du péritoine , de la plévre & de la
dure-mere imaginées par les Anatomiftes ? Pourquoi & comment le péritoine feroit-il formé avant le mezentere , la plévre
avant le mediaftin ? Car il faut exifter avant de produire. Pourquoi & comment les parties contenantes exifteroient-elles avant
les contenuës , les externes avant les internes ? L'obfervateur
le plus exaĉt, aidé du meilleur microfcope, a-t'il pû découvrir
quelque chofe de femblable dans l'embrion au premier mo-
ment de fon dévelopement, &c ? Mais cette queftion nous me-
neroit trop loin, elle mérite une differtation particuliere ; Je
me contenterai aujourd'hui de faire , comme je l'ai promis,
quelques refléxions fur les Lettres de mon antagonifte.

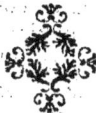

Virg.

JE ne reconnois point du tout le Sr. Nav. dans tout ce que l'ano-nime lui fait dire au commencement de la Let. du 2. Juil. Qu'il est changé en peu de tems ! *quantum mutatus ab illo* ! Dans sa Lettre pleine d'orgueil & de vanité adressée à une Dame, res-pectable, Mad. de V. il ne garde aucune bienséance ; *il se moc-que du Public qu'il traite d'ignorant ; il assure fierement qu'il n'a-préhende rien, qu'il a donné des preuves éclatantes de son savoir, de sa capacité & de son experience ; qu'il ne craint point les plus habiles Médecins, pas même les plus grandes Facultés,* Aujourd'hui la critique la moins sévére le blesse, la plus modérée l'épou-vante : parce que j'ai blâmé seulement de vive voix sa définition, il craint pour sa réputation si solidement établie ; il apréhende que le Public ne se prévienne contre lui à la Ville & à la Cam-pagne. Qu'il est changé ! *Quantum mutatus !* J'ai autrefois atta-qué hautement, & dans un discours public, son systême sur la maladie des Bestiaux. Quelque tems après, j'ai démontré dans un Écrit imprimé qu'il s'étoit grossiérement trompé sur la maladie noire, en soutenant que les eaux minérales de Forges y étoient contraires & dangereuses ; il a paru insensible à tous ces coups ; il n'a rien dit ni fait pour se justifier ; il a gardé un profond silence : Aujourd'hui il traite de critique amére une observation simple que j'ai essayé de faire en passant sur une de ses notes ; il est dans de vives allarmes, il tremble que nos Citoyens, qu'il respectoit autrefois si peu, n'en diminuent de leur estime, & pour se venger, il publie une Lettre dans laquelle on m'insulte sans aucun ménagement. Qu'il est inconséquent ! qu'il est changé ! *quantum mutatus ab illo !* Ou plutôt ne voit-on pas que ce n'est plus le Sieur Navier, mais que c'est un autre qui agit & qui parle pour lui ?

Par quelle nouvelle loi est-il donc deffendu de dire son senti-ment sur un Écrit imprimé ? Les Magistrats, les Princes même peuvent-ils empêcher tout ce qui se dit de vive voix ? Peuvent-ils nous priver de la liberté des jugemens ? Peuvent-ils dépoüil-ler les Lecteurs du droit de parler comme il leur plaît d'un Ou-vrage devenu public par l'impression ? Ils l'entreprendroient en vain : leur pouvoir ne s'étend pas jusques-là.

Pag. 1. *lig.* 27. l'Auteur ose avancer que *j'ai sagement affecté jusqu'alors de regarder l'Anatomie comme étrangere à mon Art.*

La société que nous avons liée ensemble a-t-elle été assez intime pour pouvoir connoître jusqu'à mes penfées ? Il est assurément mal instruit de mes sentimens ; car plus de vingt ans avant que cet échapé de l'École de Paracelfe eût quitté le tablier, je favois combien l'anatomie est utile & même néceffaire dans la pratique de la Médecine. Mais dans le même tems j'ai quitté le scalpel, parce que l'hyprocrate de la France, M. Hequet, m'avoit auffi appris qu'il y a une différence effentielle entre l'anatomie pure-ment méchanique & ouvriere, & l'anatomie philofophique & Médecinale ; que celle-ci est feule fuffifante pour les befoins de la Médecine & la guérifon des malades. En effet, dit cet Au-teur, de même qu'un Architecte n'en est pas moins Architecte fans être maçon, ou verfé à manier le mortier & la truelle ; tout de même un Médecin est Pharmacien fans favoir faire des em-plâtres, Chirurgien fans favoir couper des bras & des jambes, & Anatomiste fans favoir manier le scalpel & diffequer. Je laiffe volontiers cette partie à notre Soufcripteur, qui, fans aucune étude de Phyfique, de Géométrie & de Méchanique, fera tou-jours un Artiste manœuvrant en Anatomie.

A la pag. 2. lig. 3. il a grand foin de nous avertir qu'il a été long tems difciple d'un de nos plus grands Maîtres ; & dans une note exprès, il fait un long détail de toutes les qualités de fon Profeffeur, comme fi elles pouvoient influer fur fon pro-pre mérite. Mais les plus habiles Maîtres font-ils toujours d'excel-lens Écoliers ? Tous les difciples de l'incomparable Newton font-ils bons Phyficiens & fublimes Géometres ? Tous ceux qui ont reçu des leçons du fameux Rolin font-ils grands Orateurs ? En-fin n'avons-nous pas des terres ingrates, qui, malgré l'habileté & les foins du laboureur, ne produifent que de mauvaifes herbes & des épines ?

Nil nifi cùm fpinis gramen habebit ager. Ovid.

Si on veut l'en croire fur ce qu'il dit à la *pag. 3. lig. 18. & fuivantes. Celui qui n'a pas dédaigné de manier le scalpel n'a* plus befoin de fe remplir des connoiffances des autres, de con-fulter les vivans & les morts, de feüilleter les ouvrages des anciens, ni de s'enrichir des découvertes modernes : fon scalpel lui tient lieu de tout ; il lui apprend *le jeu & le méchanifme des parties du corps humain. Il lui apprend à connoître les caufes, les fymptómes des maladies, à en prévoir ou en eviter les écüeils & les dangers.* Quel paradoxe ! Selon lui, *avec le scalpel on ne craint point de s'égarer dans la pratique de la Médecine.* Ce ne fera plus une fcience fondée fur le raifonnement & l'expérience, & qui éxige une infinité de connoiffances. La Phyfique, la Géométrie, la Méchanique qui ont toujours orné utilement la Médecine, & rendu un Médecin plus propre & plus habile à l'exercer, deviennent inutiles avec le Sieur Navier. Cependant fuivant le fentiment des plus fameux Médecins, ce font ces fciences qui ouvrent le fanctuaire de la nature, qui donnent l'entrée de fes abîmes les plus profonds, & qui découvrent fes mouvemens fecrets. La Phyfique eft l'œil droit de la Médecine, & fuivant un ancien Axiome, le Médecin ne commence qu'où le bon Phyficien finit. *Ibi incipit Medicus, ubi definit Phyficus.*

* Chirac.

C'eft auffi ce qui a fait dire au plus célebre Médecin de l'Europe ✿ que fans la véritable Phyfique, un Médecin ne pourra jamais être qu'une efpèce de garde malade, ou ce qu'eft un Arpenteur fans éducation, fans favoir, & qui ne peut faire ufage du raifonnement à l'égard d'un Géométre qui agit par principes, & qui a éminemment l'habitude de fe fervir de fes lumieres.

Notre Anonime tourne enfuite en fa faveur *pag. 3. lig. 28.* un paffage latin, qui, bien entendu, eft tout-à-fait contre lui. Ces mots *Doctum & peritum* ne fignifient point, comme il veut le faire entendre, un homme qui fait manier le fcalpel, & qui a quelque connoiffance des remedes; mais ils fignifient un Médecin intelligent, favant, qui a beaucoup d'érudition, & l'efprit orné des differentes connoiffances néceffaires pour l'exercice de la Médecine. C'eft d'un tel Médecin que Primerofe entend parler, & qui acquérera plus d'expérience en un an, qu'un ignorant & un efprit borné n'en pourront acquérir dans toute leur vie. En effet, la pratique ou l'expérience, dit le même Chirac, eft toujours telle que l'homme en qui elle réfide; de forte que fi la Médecine eft entre les mains d'un ignorant ou d'un petit efprit, l'expérience (*malgré l'art de manier le fcalpel*,) fera une routine ignorante & aveugle, qui fatisfera d'autant plus celui qui l'aura acquife, que fes lumieres feront plus courtes; car un ignorant & un efprit borné ne doutent jamais de leur mérite, & comme ils ne peuvent voir que peu d'objets, l'amour propre leur perfuade qu'il n'y a plus rien au-delà de ce qui fe préfente à leurs yeux.

A la pag. 5. lig. 3. l'Auteur dit *qu'il a cédé aux inflances qui lui ont été faites de rendre fa Lettre publique.* Eft-il poffible qu'on lui ait donné un femblable confeil? Qui donc a-t-il confulté?

fulté ? Ce ne peut-être que de faux amis ou de mauvais Juges ; un ami prudent & fage lui eût dit avec Moliere :

> L'on pourroit être Auteur d'Ecrits auffi méchans,
> Mais l'on fe garderoit de les montrer aux gens.

A la pag. 5. *lig.* 13. Il me reproche d'avoir répandu *quelques mauvais Vers fatyriques qui ont fervi de réponfe à fa Lettre...* A la vérité elle n'en méritoit pas d'avantage. Mais quel droit a-t'il de m'en dire l'Auteur ? Quelle preuve en a-t'il ? Les ai-je avoüé ? Au contraire, n'eft-il pas conftant que ces Vers courent dans la Ville depuis plufieurs années, & qu'en changeant de nom on les applique à tous ceux qui, comme lui, ennuyent le Public de leurs mauvais Ouvrages ? N'auroit-il pas lieu de fe plaindre fi je l'accufois d'être Auteur de ces miferes, de ces écrits dignes du Pont-neuf qui ont paru à l'occafion de notre difpute, & qu'un Tartufe a charitablement diftribué dans plufieurs maifons ? Quoiqu'il en foit, ces Vers ne font peut-être pas auffi mauvais qu'il veut l'infinuer. Car comme dit Boileau ...

> * L'Epigramme plus libre, en fon tour plus borné,
> N'eft fouvent qu'un bon mot de deux rimes orné.

* *Art. Poët.*

Ils renferment au moins des confeils qu'il eût été prudent de fuivre : vous en pourrez juger, Monfieur, les voici.

> Quelle fiévre t'a pris, cher Navier, quel délire :
> Quoi ! fans favoir parler, ofes-tu donc écrire ?
> Crois-tu nos Citoyens fi dépourvûs d'efprit,
> Qu'ils ne blâment pas tous ton pitoyable Ecrit ?
> Changes de ton, mon cher, fais-tu ce qu'il faut faire ?
> Etudier beaucoup, écouter, & te taire.

Horace & la Fontaine ne donnent-ils pas les mêmes avis ? Le premier quand il dit dans fon Art Poëtique, que celui qui ne fait point s'efcrimer, ne doit point manier le fleuret. (*a*) L'ignorant .... doit fe tenir tranquile, & ne point écrire, dans la crainte d'être la rifée des Lecteurs. (*b*) Avant de rien donner au Public, confultez long-tems votre efprit & vos forces. (*c*)

(*a*) *Ludere qui nefcit campeftribus abftinet armis.*
(*b*) *Indoctus ..... quiefcit,*
Ne fpiffae rifum tollant impune coronae. Idem.
(*c*) *Verfate diu quid ferre recufent,*
Quid valeant humeri. Idem.
Ne forçons point notre talent,
Nous ne ferions rien avec grace. La Font.

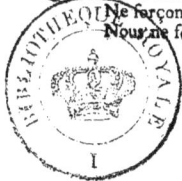

C

Enfin, à la pag. 5. lig. 12. & 18. notre Souscripteur veut faire entendre, qu'il n'y a rien d'utile, que ce qui a raport à l'anatomie. C'est ressembler au Renard de la Fable qui méprise les raisins ausquels il ne peut atteindre. *Spernit superbus que non potest assequi. Ainsi donc la réputation de Science & de Littérature, qui a fait jusqu'à présent tant d'honneur, & si singuliérement à la Médecine, va déchoir, ou entiérement se perdre entre les mains de ce Médecin de nouvelle trempe ; Il n'y faudra plus ni latin ni grec, parce que Hypocrate, Galien, Celse & tant d'excellens Auteurs qu'ils ont formé, lui sont inutiles ; tous volumes qui deviennent de vaines parades plus propres à orner les tablettes de son cabinet, que nécessaires pour meubler sa tête.

* Rhedre.

Il se présente à mon esprit bien d'autres réflexions à faire sur cette Lettre, mais j'ai promis de m'arrêter quelque tems sur celle du 21. Avril : je ne vétillerai pas sur les points & les virgules, comme on me l'a reproché mal à propos, je trouverai une matiere assez ample d'ailleurs. . . . . . . *Non ego paucis,*
Offendar maculis. Horac. ibid.

✕✕✕✕✕✕✕✕✕✕✕✕✕✕✕✕✕✕✕✕✕✕✕✕✕✕✕✕

LE titre de cette Lettre annonce des observations Anatomiques ; sans doute qu'elles seront curieuses, intéressantes & dignes d'être inférées dans les Mémoires de l'Académie.

Voici ce que nous aprennent ces rares observations.

Pag. 1. lig. 27.
Pag. 2. lig. 29.
34. 38.

1°. Qu'on meurt à Chaalons comme ailleurs de *polypes au cœur, de duretés schyrreuses & d'abcès à l'estomach, au mezentere, à l'ovaire droit de la matrice & à tous les visceres du bas ventre.*

Pag. 2. lig. 28.

2°. Que le Sr. Navier ne les guérit pas plus sûrement qu'un autre ; mais que *dans l'examen des maladies, procédant par une analyse anatomique,* il sait deviner ces duretés, ces tumeurs, lorsqu'elles sont considerables, & quelquefois grosses comme la tête.

Pag. 1. l. 21. 27.

3°. Qu'au lieu de guérir ses malades, il a le soin de les ouvrir après leur mort, *en commençant par une incision cruciale.*

Pag. 2. lig. 27.

4°. Enfin, que *sans se mettre même en peine d'aller chercher ailleurs la cause de la mort, il va droit à la tumeur, & il se trouve que c'est positivement comme il l'a annoncé.*

Pag. 1. lig. 32.

L'admirable connoissance ! Sans doute *le fruit d'une étude reflechie :* N'avons-nous pas de grandes obligations au Sieur Navier de nous avoir appris des choses aussi importantes, & de nous avoir fait part de ses admirables découvertes en Ana-

tomie ? Il a atteint le poinct de perfection. En mêlant l'utile à l'a-
gréable , il a sçu nous amuser & nous instruire. (*a*)

Il nous a convaincu aussi qu'il ne respectoit pas toujours la
vérité.

On a , dit-il , ✻ *négligé* , *& même abandonné mes conseils ,
pour se livrer aux promesses séduisantes d'un Imprimé , &c.* Et à
la marge , *ce qui a occasionné ma retraite pour faire place à un
autre.* Note curieuse !

1°. On n'a ni négligé , ni *abandonné* ses conseils pendant
tout le tems qu'il a vû la malade.

2°. Il ne s'est point retiré de lui-même , & n'a point *fait
place à un autre* , mais il n'a cessé de voir la malade , que parce
qu'on l'a remercié , & que *cet autre* avoit toute la confiance.

3°. Le Chirurgien de la maison n'a fait prendre à la malade ,
de ce remede annoncé par l'imprimé , que plus de quinze jours
après que le Sieur Navier eût cessé de la voir : Comment auroit-il pu s'y oposer ?

4°. Enfin, ce remede n'est point incendiaire , *& capable d'a-
voir conduit la pauvre malade plus promptement à sa fin ;* comme
l'Auteur l'avance mal-à-propos & sans preuve. Cet Opiat , au
contraire , est un remede fondant , apéritif & légérement pur-
gatif , dont M. Petit a vû d'admirables effets ; dont différentes
personnes connuës dans cette Ville se sont plusieurs fois servies
utilement ; & dont enfin la malade en question ne s'est jamais
plaint , parce qu'elle en recevoit toujours du soulagement.

Voilà , MONSIEUR , bien des faits dans le récit desquels
notre Observateur manque de fidélité : Je ne crois pas que vous
soyez tenté dans la suite de l'en croire sur sa parole. (*b*)

En continuant on lit : *Qui annonçoit un remede dont l'activité
& la force se trouvant entierement opposées aux vues de la nature
qui demandoit plûtôt des bains tels que je les avois ordonnés , que
des remedes incendiaires.*

Vaines suppositions, allégations inutiles ; il falloit prouver
1°. Que le remede est *trop actif, incendiaire & trop fort.*
2°. Qu'il étoit oposé aux vues de la nature.

✻ *Pag. 1, l. 18.*

(*a*) *Omne tulit punctum , qui miscuit utile dulci.*
Lectorem delectando pariterque monendo, Hor. art. Poet.

(*b*) *Mendaci ne verum quidem dicenti creditur,* Phæd. l. 1. f. x.

3°. Que cette *nature* (pour me fervir de fes termes) *deman-doit des bains.*

La malade avoit depuis trois ou quatre mois une fiévre continuë , qui depuis quelque tems redoubloit tous les foirs ; elle étoit d'une foibleffe extrême , & tombée dans l'atrophie, ou dans le dernier dégré de maigreur. On commençoit à fentir quelque *Pag. 1. lig. 6.* fluctuation ✹ dans le ventre , la tumeur étoit confidérable ; & comme l'Obfervateur en convient lui-même , *elle étoit en fup-puration , ou prête à y tomber.*

Quel Médecin , je vous le demande , MONSIEUR , auroit ofé mettre dans les bains une malade ainfi épuifée & réduite aux abois ! La cataftrophe qui n'auroit pas manqué de fuivre le premier ou le fecond bain , auroit convaincu notre habile Praticien *que la nature ne les demandoit pas.*

Pag. 2. lig. 17. *Comme je fais ,* dit-il enfuite , *que vous vous intéreffez à tout ce qui a raport à la pratique , je vous dirai que l'ouverture que j'ai faite de M. G. eft la dernieré qui a confirmé les diagnoftics & prognoftics que j'ai porté , &c.*

Voilà affûrement une connoiffance bien intéreffante pour la pratique ; il vous importoit beaucoup de favoir , M. fi c'eft la premiere ou derniere ouverture qu'il a faite ; mais il avoit befoin d'une tranfition , parce qu'il vouloit vous dire que fes diagnoftics & prognoftics font infaillibles. A ce langage reconnoîtra-t'on

✹ *Hecquet.* De un vrai Médecin qui ✹ doit s'échaper auffi peu en préfomption,
la nouvelle manie- en vanité & en orgüeil , qu'il eft peu fûr de fes fuccès , fût-il
re de traiter la pe-
tite vérole. p. 117. auffi éclairé qu'Hypocrate ? Car ce Prince de la Médecine ne

✹ *Hyp. Lib. epid.* rougit point d'avoüer l'incertiude des prognoftics , ✹ *non omninò*
6. Sect. 8. *tutæ funt prædictiones* ; parce que dans les maladies , les appa-
rences font fouvent trompeufes , & qu'elles font illufion aux

✹ *Idem.* meilleurs Médecins. ✹ *Optimis medicis fimilitudines imponunt & difficultatem pariunt.* Mais le Sieur Navier , qui ne connoît d'Hypocrate que le nom , a-t'il pû en prendre les maximes & les fentimens ?

Il dit encore.

Pag. 2. lig. 10. *Je pourrois vous en rapporter bien d'autres qui prouveroient que la Médecine , toujours éclairée du flambeau de l'Anatomie , fait voir dans les endroits les plus cachés du corps humain.*

Quelle modeftie ! Seroit-ce par le même principe qu'il paffe fous filence differens exemples qui prouvent que le *flambeau de l'Anatomie* ne l'éclaire pas au-delà du péritoine ? L'hiftoire de M. G. Chanoine de Notre-Dame , & celle de Mde. la veuve le M. auroit fait ici des merveilles. On auroit vû qu'en moins de six mois il leur a fait faire , malgré le Chirurgien de la maison , l'opération de la paracenthèse ou la ponction , sans qu'on ait trouvé une goutte de sérosité épanchée dans la capacité du bas ventre. Ne sont-ce pas là des traits qui prouvent la certitude de ses prognostics ? des coups de Maître qui annoncent une expérience consommée ? & qui ne sont réserves qu'à ceux, qui le scalpel à la main , sont parvenus à la connoissance parfaite des maladies ? Il dit encore :

Que ces maladies sont susceptibles de guérison ; lorsqu'on les attaque de bonne heure , & que l'on fait employer à propos les moyens nécessaires. Et on a lû un peu plus haut qu'il a été appellé chez la D. Parmentier plus de dix-huit mois avant sa mort. *Pag. 3. lig. 3.*

Pag. 2. sur la fin.

Ne seroit-on pas tenté de conclure qu'il n'a pas sçû employer à propos les moyens nécessaires ? Le même Auteur dit :

Mais seulement employer une cure palliative , sans négliger cependant les moyens d'indication que présentoit la cause première. *Pag. 1.*

Et à la pag. 2. lig. 7. *Tout cela ne démontre-t'il pas évidemment que toutes les fois que dans l'éxamen des maladies on procédera par une analyse anatomique fondée sur une connoissance pleine & entiere de toutes les fonctions , & l'œconomie des parties les plus cachées du corps humain , on sera assuré d'en connoître , &c.*

Ces phrases là sont-elles bien claires ? n'auroit-on pas besoin d'un bon commentaire ? Tout cela ne démontre-t'il pas que

. . . . Ses sombres pensées
Sont d'un nuage épais toujours embarassées :
Le jour de la raison ne les sauroit percer. *Boileau , Art. Poët.*

Souvent les esprits les plus bornés croyent voir l'évidence la plus lumineuse, où un Lecteur Philosophe ne trouve que de l'obscurité.

Tout ce que je vous avance , dit-il , qui sont autant de faits avérés , ne seroit-il pas capable de faire connoître au Public combien il est important , dans le traitement des malades , de proceder avec méthode ? *Pag. 3.*

Qu'il nous en prescrive donc quelqu'une qui soit bonne à suivre ; car je n'en vois point d'autre indiquée dans sa Lettre que celle de laisser mourir ses malades , & d'en faire ensuite l'ouverture. Est-il un Chirurgien de Village qui n'en sache faire autant ?

Enfin , notre judicieux Auteur veut faire parade d'érudition dans ses notes, dont il a chargé toutes les marges de la Lettre. Mais a-t'il bien réussi ? Ne sont-elles pas toutes ou mauvaises ou inutiles ? Nous devons savoir bon gré à l'anonime de nous avoir épargné la peine d'en lire de pareilles dans la Lettre du 2. Juillet. Mais en voilà assez; que seroit-ce, bon Dieu! si j'allois rechercher toutes les mauvaises façons de parler, les rudesses, les incongruités, les choses froides & platement dites qui s'y rencontrent par tout!

Je finirai donc en félicitant mon adversaire d'avoir pris le parti de la Médecine : vraisemblablement il n'eût pas fait fortune dans l'Art Militaire ; car ordinairement ceux qui suivent cette honorable Profession, ne se battent pas deux contre un ; & ceux qui sont assez lâches pour le faire, sont chassés de leurs Corps avec ignominie. Je l'avertirai en même tems que puisque pour m'attaquer, il s'est servi d'armes étrangeres, je ne répondrai d'orénavant à aucun Écrit anonime, & que par mon silence, je lui marquerai le souverain mépris que je fais de tous ceux qui pourront paroître sous son nom: persuadé que je suis d'ailleurs, que les victoires qui résultent de semblables disputes (de quelque côté quelles tournent) satisfont bien plus la vanité, la passion ou l'amour propre, qu'aux devoirs essentiels d'une Profession qui ne doit s'occuper que de l'utilité publique, pour le bien de la santé.

Je suis avec une parfaite considération,

MONSIEUR,

Votre très-humble & très-obéissant Serviteur,
AUBERT, Conseiller du Roy, Docteur en Médecine, Médecin des Hôpitaux unis, & Pensionnaire de la Ville de Chaalons.

Permis d'imprimer ce 11 Septembre 1751.
DE LA FOURNIERE.

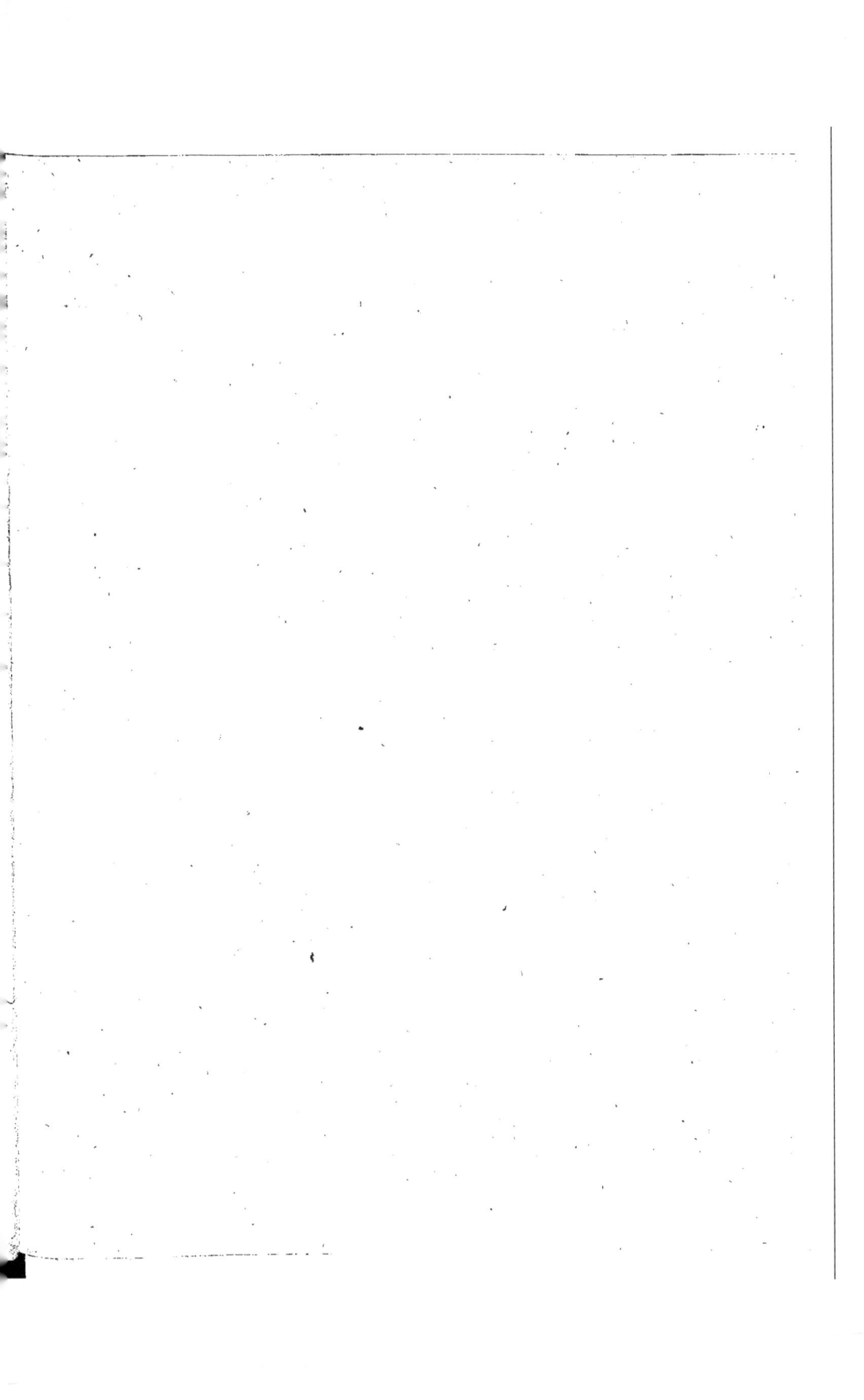